Tutto sulla dieta carnivora

*La senza sforzo a base di carne
La tua guida passo passo per trasformare la tua
salute attraverso il potere degli alimenti di
origine animale.*

Anita Hulsey

Sommario

INTRODUZIONE

Per anni, la saggezza convenzionale sulla nutrizione è stata che una dieta equilibrata e a base vegetale è la chiave per una salute ottimale. Ma cosa succederebbe se tutto ciò che ci è stato detto fosse sbagliato? E se il segreto per sbloccare il tuo pieno potenziale non risiedesse nella frutta, nella verdura e nei cereali, ma nei prodotti animali ricchi di nutrienti che hanno sostenuto i nostri antenati per millenni?

Questa è la premessa alla base del crescente movimento per la dieta carnivora, un approccio dietetico che ha guadagnato notevole popolarità negli ultimi anni poiché le persone cercano alternative ai consigli validi per tutti che hanno lasciato così tanti sentimenti frustrati, insoddisfatti e alle prese con problemi persistenti. problemi di salute.

Se sei una persona che ha provato ogni dieta del mondo, solo per scoprire che i tuoi livelli di energia rimangono bassi, che la tua digestione è ancora un disastro e che il tuo senso generale di benessere è carente, la dieta dei carnivori potrebbe essere la risposta che fa per te. ho cercato. Eliminando gli alimenti a base vegetale e concentrandosi esclusivamente su carni, uova e latticini di alta qualità, questo modo di mangiare promette di sbloccare un mondo di benefici, dal miglioramento della composizione corporea e dalla riduzione dell'infiammazione al miglioramento della funzione cognitiva e a una migliore salute dell'intestino.

Ma il pensiero di intraprendere un cambiamento dietetico così radicale può essere scoraggiante, soprattutto per coloro che sono stati condizionati a credere che una dieta a base vegetale sia l'unica via per una buona salute. È qui che entra in gioco questo libro: "La dieta super facile del carnivoro per principianti" è progettato per rendere la transizione verso uno stile di vita basato sulla carne il più semplice e agevole possibile.

All'interno di queste pagine scoprirai una guida completa che copre tutto, dalla scienza dietro la dieta dei carnivori ai consigli pratici e alle strategie per l'implementazione. Che tu sia un appassionato di salute esperto o qualcuno che ha appena iniziato a esplorare il mondo della nutrizione ottimale, questa risorsa ti fornirà le conoscenze e gli strumenti necessari per intraprendere il tuo viaggio di trasformazione verso una salute vibrante e sostenibile.

Quindi, se sei pronto a sfidare lo status quo, sbloccare il tuo pieno potenziale e sperimentare i benefici che cambiano la

vita della dieta dei carnivori, tuffati e
lascia che questa guida sia la tua
compagna fidata nel percorso verso un
benessere ottimale.

CAPITOLO UNO

Ricette per la colazione

- Pancetta e Uova

Ricetta 1:

Pancetta e Uova Classiche

Ingredienti:
- 4 fette di pancetta
- 4 uova
- Sale e pepe a piacere

Nutrizione (per porzione):
- Calorie: 320
- Grassi totali: 24 g
- Grassi saturi: 8 g
- Colesterolo: 380 mg
- Sodio: 670 mg
- Carboidrati totali: 2g

- Proteine: 18 g

Tempo di cottura: 15 minuti
Porzione: 1 porzione

Istruzioni:
1. Cuocere la pancetta in una padella a fuoco medio fino a renderla croccante, circa 5-7 minuti. Trasferire su un piatto rivestito di carta assorbente.
2. Rompi le uova nella padella con il grasso della pancetta. Cuocere alla cottura desiderata, circa 3-5 minuti per troppo facile.
3. Condisci le uova con sale e pepe.
4. Servire le uova con la pancetta croccante.

Ricetta 2:

Panino da colazione con uova e pancetta

Ingredienti:
- 2 fette di pancetta
- 1 uovo

- 1 muffin inglese, diviso a metà
- 1 fetta di formaggio cheddar (facoltativo)

Nutrizione (per porzione):
- Calorie: 280
- Grassi totali: 16 g
- Grassi saturi: 6 g
- Colesterolo: 215 mg
- Sodio: 590 mg
- Carboidrati totali: 20 g
- Proteine: 16 g

Tempo di cottura: 10 minuti
Porzione: 1 panino

Istruzioni:
1. Cuocere la pancetta in una padella finché diventa croccante, circa 5 minuti. Scolare su un piatto rivestito di carta assorbente.
2. Rompi l'uovo nella padella e cuoci fino alla cottura desiderata, circa 2-3 minuti se è troppo facile.
3. Tosta i muffin inglesi.

4. Metti l'uovo cotto e la pancetta sulla metà inferiore del muffin. Se lo si desidera, aggiungere il formaggio e la metà superiore del muffin.

Ricetta 3:

Padella caricata di uova e pancetta

Ingredienti:
- 4 fette di pancetta, tritate
- 1 peperone, tagliato a dadini
- 1/2 cipolla tagliata a dadini
- 4 uova
- 1/4 tazza di formaggio cheddar grattugiato
- 2 cucchiai di cipolle verdi tritate
- Sale e pepe a piacere

Nutrizione (per porzione):
- Calorie: 350
- Grassi totali: 25 g
- Grassi saturi: 10 g
- Colesterolo: 385 mg
- Sodio: 730 mg

- Carboidrati totali: 8 g
- Proteine: 22 g

Tempo di cottura: 20 minuti
Porzione: 1 porzione

Istruzioni:

1. Cuocere la pancetta tritata in una padella larga a fuoco medio finché diventa croccante, circa 5-7 minuti. Trasferire su un piatto rivestito di carta assorbente, conservando il grasso della pancetta nella padella.

2. Aggiungi il peperone e la cipolla nella padella e rosola finché non si ammorbidiscono, circa 5 minuti.

3. Crea 4 pozzetti nella miscela di verdure e rompi le uova. Coprire e cuocere finché le uova non saranno solidificate, circa 5 minuti.

4. Ricopri la padella con la pancetta cotta, il formaggio grattugiato e le cipolle verdi. Condire con sale e pepe.

Ricetta 4:

Pancetta e uova al forno

Ingredienti:
- 6 fette di pancetta
- 6 uova
- 2 cucchiai di latte
- Sale e pepe a piacere

Nutrizione (per porzione):
- Calorie: 260
- Grassi totali: 18 g
- Grassi saturi: 6 g
- Colesterolo: 375 mg
- Sodio: 630 mg
- Carboidrati totali: 3g
- Proteine: 18 g

Tempo di cottura: 25 minuti
Porzione: 1 porzione

Istruzioni:
1. Preriscaldare il forno a 400°F.
2. Disporre le fette di pancetta in un unico strato su una teglia. Cuocere per

10-12 minuti fino a quando diventano croccanti.

3. Togli la pancetta dal forno, conservando 1 cucchiaio di grasso di pancetta nella padella.

4. Rompi le uova nel grasso della pancetta, facendo attenzione a non rompere i tuorli.

5. Versare il latte sulle uova e condire con sale e pepe.

6. Cuocere per 10-12 minuti finché le uova non saranno cotte.

7. Servire le uova al forno con la pancetta croccante.

- Frittata Salsiccia e Formaggio

Ricetta 1:

Frittata Classica con Salsiccia e Formaggio

Ingredienti:
- 3 uova

- 2 cucchiai di latte
- 2 once di salsiccia per colazione cotta, sbriciolata
- 1/4 tazza di formaggio cheddar grattugiato
- Sale e pepe a piacere
- 1 cucchiaino di burro

Nutrizione (per porzione):
- Calorie: 280
- Grassi totali: 20 g
- Grassi saturi: 9 g
- Colesterolo: 375 mg
- Sodio: 580 mg
- Carboidrati totali: 3g
- Proteine: 21 g

Tempo di cottura: 15 minuti
Porzione: 1 frittata

Istruzioni:
1. In una piccola ciotola, sbatti insieme le uova e il latte. Condire con sale e pepe.

2. Sciogliere il burro in una padella antiaderente a fuoco medio.

3. Versa il composto di uova nella padella e lascia cuocere per 2-3 minuti, finché il fondo non si sarà solidificato.

4. Cospargere la salsiccia e il formaggio su metà della frittata.

5. Usa una spatola per piegare l'altra metà della frittata sul ripieno.

6. Cuocere per altri 2-3 minuti fino a quando la frittata sarà pronta.

7. Far scorrere la frittata su un piatto e servire immediatamente.

Ricetta 2:

Frittata Piccante Con Salsiccia E Formaggio

Ingredienti:
- 3 uova
- 2 cucchiai di latte
- 2 once di salsiccia italiana piccante, sbriciolata

- 1/4 tazza di formaggio pepper jack grattugiato
- 2 cucchiai di jalapeños a dadini
- 1 cucchiaino di burro
- Sale e pepe a piacere

Nutrizione (per porzione):
- Calorie: 300
- Grassi totali: 22 g
- Grassi saturi: 10 g
- Colesterolo: 390 mg
- Sodio: 650 mg
- Carboidrati totali: 4g
- Proteine: 20 g

Tempo di cottura: 15 minuti
Porzione: 1 frittata

Istruzioni:
1. In una piccola ciotola, sbatti insieme le uova e il latte. Incorporate i jalapeños tagliati a dadini e condite con sale e pepe.
2. Sciogliere il burro in una padella antiaderente a fuoco medio.

3. Versa il composto di uova nella padella e lascia cuocere per 2-3 minuti, finché il fondo non si sarà solidificato.
4. Cospargere la salsiccia sbriciolata e il formaggio pepper jack grattugiato su metà della frittata.
5. Usa una spatola per piegare l'altra metà della frittata sul ripieno.
6. Cuocere per altri 2-3 minuti fino a quando la frittata sarà pronta.
7. Far scorrere la frittata su un piatto e servire immediatamente.

Ricetta 3:

Frittata di salsiccia vegetariana e formaggio

Ingredienti:
- 3 uova
- 2 cucchiai di latte
- 2 once di salsiccia vegetariana sbriciolata
- 1/4 tazza di formaggio cheddar grattugiato

- 1/4 tazza di peperoni a dadini
- 2 cucchiai di cipolle a dadini
- 1 cucchiaino di burro
- Sale e pepe a piacere

Nutrizione (per porzione):
- Calorie: 290
- Grassi totali: 19 g
- Grassi saturi: 8 g
- Colesterolo: 370 mg
- Sodio: 590 mg
- Carboidrati totali: 8 g
- Proteine: 19 g

Tempo di cottura: 15 minuti
Porzione: 1 frittata

Istruzioni:
1. In una piccola ciotola, sbatti insieme le uova e il latte. Condire con sale e pepe.
2. Sciogliere il burro in una padella antiaderente a fuoco medio.

3. Rosolare i peperoni e le cipolle tagliati a dadini nella padella per 2-3 minuti finché non si saranno ammorbiditi.

4. Versa il composto di uova nella padella e lascia cuocere per 2-3 minuti, finché il fondo non si sarà solidificato.

5. Cospargere la salsiccia vegetariana sbriciolata e il formaggio cheddar grattugiato su metà della frittata.

6. Usa una spatola per piegare l'altra metà della frittata sul ripieno.

7. Cuocere per altri 2-3 minuti fino a quando la frittata sarà pronta.

8. Far scivolare la frittata su un piatto e servire immediatamente.

Ricetta 4:

Frittata Ripiena Di Salsiccia E Formaggio

Ingredienti:
- 4 uova
- 3 cucchiai di latte

- 3 once di salsiccia per colazione cotta, sbriciolata
- 1/4 tazza di formaggio cheddar grattugiato
- 2 cucchiai di pomodori a cubetti
- 2 cucchiai di cipolle verdi tritate
- 1 cucchiaino di burro
- Sale e pepe a piacere

Nutrizione (per porzione):
- Calorie: 340
- Grassi totali: 24 g
- Grassi saturi: 11 g
- Colesterolo: 440 mg
- Sodio: 680 mg
- Carboidrati totali: 5 g
- Proteine: 24 g

Tempo di cottura: 20 minuti
Porzione: 1 frittata

Istruzioni:
1. In una ciotola media, sbatti insieme le uova e il latte. Condire con sale e pepe.

2. Sciogliere il burro in una padella antiaderente a fuoco medio.

3. Versa il composto di uova nella padella e lascia cuocere per 2-3 minuti, finché il fondo non si sarà solidificato.

4. Cospargere la salsiccia sbriciolata, il formaggio grattugiato, i pomodori a cubetti e le cipolle verdi tritate su metà della frittata.

5. Usa una spatola per piegare l'altra metà della frittata sul ripieno.

6. Cuocere per altri 3-4 minuti fino a quando la frittata sarà cotta.

7. Far scorrere la frittata su un piatto e servire immediatamente.

- Patè di manzo

Ricetta 1:

Classico pasticcio di manzo

Ingredienti:
- 1 libbra di carne macinata

- 1 cipolla tagliata a dadini
- 2 patate medie, tagliate a cubetti
- 1 peperone rosso, tagliato a dadini
- 2 spicchi d'aglio, tritati
- 1 cucchiaino di paprica
- 1 cucchiaino di timo secco
- Sale e pepe a piacere
- 2 cucchiai di olio d'oliva

Nutrizione (per porzione):
- Calorie: 330
- Grassi totali: 18 g
- Grassi saturi: 5 g
- Colesterolo: 80 mg
- Sodio: 320 mg
- Carboidrati totali: 22 g
- Proteine: 22 g

Tempo di cottura: 30 minuti
Porzione: 1 tazza

Istruzioni:
1. In una padella capiente, cuocere la carne macinata a fuoco medio-alto finché non sarà dorata e sbriciolata,

circa 5-7 minuti. Drenare il grasso in eccesso.

2. Aggiungi le cipolle, le patate, i peperoni e l'aglio nella padella. Cuocere per 10-12 minuti, mescolando di tanto in tanto, finché le verdure non saranno morbide.

3. Aggiungi la paprika, il timo, il sale e il pepe.

4. Continua la cottura per 5-7 minuti, consentendo all'hashish di sviluppare una consistenza croccante.

5. Servire caldo.

Ricetta 2:

Hash Di Manzo Caricato

Ingredienti:
- 1 libbra di carne macinata
- 2 patate, a dadini
- 1 cipolla tagliata a dadini
- 1 tazza di piselli e carote surgelati
- 2 spicchi d'aglio, tritati
- 1 cucchiaio di salsa Worcestershire

- 1 cucchiaino di origano secco
- 1/4 tazza di formaggio cheddar grattugiato
- Sale e pepe a piacere
- 2 cucchiai di olio d'oliva

Nutrizione (per porzione):
- Calorie: 380
- Grassi totali: 21 g
- Grassi saturi: 7 g
- Colesterolo: 80 mg
- Sodio: 420 mg
- Carboidrati totali: 24 g
- Proteine: 25 g

Tempo di cottura: 35 minuti
Porzione: 1 tazza

Istruzioni:
1. In una padella capiente, cuocere la carne macinata a fuoco medio-alto finché non sarà dorata e sbriciolata, circa 5-7 minuti. Drenare il grasso in eccesso.

2. Aggiungi nella padella le patate a cubetti, le cipolle, i piselli, le carote surgelate e l'aglio. Cuocere per 15-18 minuti, mescolando di tanto in tanto, fino a quando le verdure saranno tenere.
3. Aggiungi la salsa Worcestershire, l'origano, il sale e il pepe.
4. Cospargere il formaggio cheddar grattugiato sopra e continuare la cottura finché il formaggio non si sarà sciolto, circa 2-3 minuti.
5. Servire caldo.

Ricetta 3:

Colazione con carne di manzo

Ingredienti:
- 1 libbra di carne macinata
- 2 patate, a dadini
- 1 cipolla tagliata a dadini
- 2 peperoni, tagliati a dadini
- 4 uova
- 2 cucchiai di prezzemolo tritato
- Sale e pepe a piacere

- 2 cucchiai di olio d'oliva

Nutrizione (per porzione):
- Calorie: 360
- Grassi totali: 20 g
- Grassi saturi: 6 g
- Colesterolo: 265 mg
- Sodio: 380 mg
- Carboidrati totali: 21 g
- Proteine: 25 g

Tempo di cottura: 30 minuti
Porzione: 1 tazza di hashish con 1 uovo

Istruzioni:
1. In una padella capiente, cuocere la carne macinata a fuoco medio-alto finché non sarà dorata e sbriciolata, circa 5-7 minuti. Drenare il grasso in eccesso.
2. Aggiungi le patate, le cipolle e i peperoni tagliati a cubetti nella padella. Cuocere per 15-18 minuti, mescolando di tanto in tanto, fino a quando le verdure saranno tenere.

3. Crea 4 pozzetti nella miscela di hashish e rompi le uova. Copri la padella e cuoci per 5-7 minuti, finché le uova non saranno cotte.
4. Cospargere il prezzemolo tritato sopra e condire con sale e pepe.
5. Servire l'hashish di manzo con le uova al forno.

Ricetta 4:

Hash di carne in scatola

Ingredienti:
- 1 libbra di carne in scatola cotta, tagliata a dadini
- 2 patate medie, tagliate a cubetti
- 1 cipolla tagliata a dadini
- 2 cucchiai di burro non salato
- 1 cucchiaino di semi di cumino
- 1 cucchiaino di senape di Digione
- Sale e pepe a piacere

Nutrizione (per porzione):
- Calorie: 350

- Grassi totali: 16 g
- Grassi saturi: 7 g
- Colesterolo: 90 mg
- Sodio: 820 mg
- Carboidrati totali: 26 g
- Proteine: 25 g

Tempo di cottura: 25 minuti
Porzione: 1 tazza

Istruzioni:
1. In una padella capiente, sciogli il burro a fuoco medio.
2. Aggiungi le patate a dadini, le cipolle e i semi di cumino nella padella. Cuocere per 12-15 minuti, mescolando di tanto in tanto, fino a quando le patate saranno tenere.
3. Incorporare la carne in scatola a dadini e la senape di Digione. Continuare la cottura per 5-7 minuti, consentendo all'hashish di sviluppare una consistenza croccante.
4. Condire con sale e pepe a piacere.
5. Servire caldo.

- Toast con avocado e salmone affumicato

Ricetta 1:

Toast classico con avocado e salmone affumicato

Ingredienti:
- 2 fette di pane integrale, tostato
- 1 avocado maturo, schiacciato
- 2 once di salmone affumicato, affettato
- 1 cucchiaio di succo di limone
- 1 cucchiaino di capperi (facoltativo)
- Sale e pepe a piacere

Nutrizione (per porzione):
- Calorie: 320
- Grassi totali: 18 g
- Grassi saturi: 3 g
- Colesterolo: 30 mg
- Sodio: 580 mg
- Carboidrati totali: 27 g

- Proteine: 15 g

Tempo di cottura: 10 minuti
Porzione: 1 pane tostato

Istruzioni:
1. Tostare le fette di pane fino a doratura.
2. In una piccola ciotola, schiaccia l'avocado con il succo di limone. Condire con sale e pepe.
3. Distribuire uniformemente la purea di avocado sulle fette di pane tostato.
4. Ricopri ogni fetta con il salmone affumicato a fette.
5. Guarnire con capperi, se lo si desidera.
6. Servire immediatamente.

Ricetta 2:

Toast con avocado e salmone affumicato caricato

Ingredienti:

- 2 fette di pane integrale, tostato
- 1 avocado maturo, schiacciato
- 3 once di salmone affumicato, affettato
- 2 cucchiai di feta sbriciolata
- 1 cucchiaio di cipolla rossa tritata
- 1 cucchiaio di aneto fresco tritato
- 1 cucchiaino di scorza di limone
- Sale e pepe a piacere

Nutrizione (per porzione):
- Calorie: 410
- Grassi totali: 24 g
- Grassi saturi: 5 g
- Colesterolo: 40 mg
- Sodio: 680 mg
- Carboidrati totali: 29 g
- Proteine: 22 g

Tempo di cottura: 15 minuti
Porzione: 1 pane tostato

Istruzioni:
1. Tostare le fette di pane fino a doratura.

2. In una piccola ciotola, schiaccia l'avocado. Condire con sale e pepe.

3. Distribuire uniformemente la purea di avocado sulle fette di pane tostato.

4. Ricopri ogni fetta con salmone affumicato a fette, formaggio feta sbriciolato, cipolla rossa tritata e aneto fresco.

5. Cospargere la scorza di limone sopra.

6. Servire immediatamente.

Ricetta 3:

 Toast di avocado e salmone affumicato con uovo in camicia

Ingredienti:
- 2 fette di pane integrale, tostato
- 1 avocado maturo, schiacciato
- 2 once di salmone affumicato, affettato
- 2 uova, in camicia
- 1 cucchiaio di aceto bianco
- Sale e pepe a piacere

Nutrizione (per porzione):

- Calorie: 380
- Grassi totali: 20 g
- Grassi saturi: 3 g
- Colesterolo: 215 mg
- Sodio: 600 mg
- Carboidrati totali: 28 g
- Proteine: 20 g

Tempo di cottura: 20 minuti
Porzione: 1 toast con 1 uovo in camicia

Istruzioni:
1. Tostare le fette di pane fino a doratura.
2. In una piccola ciotola, schiaccia l'avocado. Condire con sale e pepe.
3. Distribuire uniformemente la purea di avocado sulle fette di pane tostato.
4. Ricoprire ogni fetta con il salmone affumicato a fette.
5. In una pentola poco profonda, portare l'acqua a ebollizione dolce e aggiungere l'aceto bianco. Rompi le uova nell'acqua e fai bollire per 3-5 minuti fino a quando

gli albumi saranno rappresi e i tuorli saranno ancora liquidi.

6. Rimuovi le uova in camicia con una schiumarola e mettine una sopra ogni toast con salmone affumicato e avocado.

7. Servire immediatamente.

Ricetta 4:

Toast di avocado e salmone affumicato con nastri di cetriolo

Ingredienti:
- 2 fette di pane integrale, tostato
- 1 avocado maturo, schiacciato
- 3 once di salmone affumicato, affettato
- 1 cetriolo piccolo, sbucciato a nastri
- 1 cucchiaio di aneto fresco tritato
- 1 cucchiaio di olio d'oliva
- 1 cucchiaio di succo di limone
- Sale e pepe a piacere

Nutrizione (per porzione):
- Calorie: 370
- Grassi totali: 21 g

- Grassi saturi: 3 g
- Colesterolo: 30 mg
- Sodio: 630 mg
- Carboidrati totali: 30 g
- Proteine: 18 g

Tempo di cottura: 15 minuti
Porzione: 1 pane tostato

Istruzioni:
1. Tostare le fette di pane fino a doratura.
2. In una piccola ciotola, schiaccia l'avocado. Condire con sale e pepe.
3. Distribuire uniformemente la purea di avocado sulle fette di pane tostato.
4. Ricopri ogni fetta con il salmone affumicato a fette.
5. In una piccola ciotola, condisci i nastri di cetriolo con l'olio d'oliva, il succo di limone e l'aneto tritato. Condire con sale e pepe.
6. Disporre i nastri di cetriolo conditi con aneto sul toast con salmone affumicato e avocado.

7. Servire immediatamente.

CAPITOLO DUE

Ricette per il pranzo

  - Insalata di ribeye alla griglia

Ricetta 1:

Insalata classica di ribeye alla griglia

Ingredienti:
- Bistecca ribeye da 1 libbra
- 6 tazze di verdure miste
- 1 pomodoro, tagliato a dadini
- 1/2 cetriolo, affettato
- 1/4 cipolla rossa, affettata sottilmente
- 2 cucchiai di feta sbriciolata
- 2 cucchiai di vinaigrette all'aceto balsamico

Nutrizione (per porzione):

- Calorie: 370
- Grassi totali: 23 g
- Grassi saturi: 8 g
- Colesterolo: 80 mg
- Sodio: 420 mg
- Carboidrati totali: 12 g
- Proteine: 32 g

Tempo di cottura: 25 minuti
Porzione: 1 insalata

Istruzioni:
1. Preriscaldare la griglia a fuoco alto.
2. Condisci la bistecca ribeye con sale e pepe.
3. Griglia la bistecca per 4-6 minuti per lato o finché non raggiunge la cottura desiderata. Lasciare riposare per 5 minuti, quindi affettare contropelo.
4. In una grande insalatiera, unisci le verdure miste, il pomodoro, il cetriolo e la cipolla rossa.
5. Completare l'insalata con il ribeye grigliato a fette e il formaggio feta sbriciolato.

6. Versare sopra la vinaigrette all'aceto balsamico.

7. Servire immediatamente.

Ricetta 2:

Insalata di ribeye alla griglia con verdure arrostite

Ingredienti:
- Bistecca ribeye da 1 libbra
- 2 tazze di patate dolci a dadini
- 1 tazza di peperone rosso a dadini
- 1 tazza di zucchine a cubetti
- 1 cucchiaio di olio d'oliva
- 6 tazze di verdure miste
- 2 cucchiai di glassa balsamica

Nutrizione (per porzione):
- Calorie: 450
- Grassi totali: 26 g
- Grassi saturi: 10 g
- Colesterolo: 80 mg
- Sodio: 350 mg
- Carboidrati totali: 25 g

- Proteine: 35 g

Tempo di cottura: 35 minuti
Porzione: 1 insalata

Istruzioni:
1. Preriscaldare la griglia a fuoco alto.
2. Condisci le patate dolci a dadini, i peperoni e le zucchine con l'olio d'oliva. Condire con sale e pepe.
3. Distribuire le verdure su una teglia e arrostirle in forno a 400°F per 20-25 minuti, finché saranno tenere e leggermente carbonizzate.
4. Condisci la bistecca ribeye con sale e pepe.
5. Griglia la bistecca per 4-6 minuti per lato o finché non raggiunge la cottura desiderata. Lasciare riposare per 5 minuti, quindi affettare contropelo.
6. In una grande insalatiera, unisci le verdure miste e le verdure arrostite.
7. Completare l'insalata con il ribeye grigliato a fette.
8. Cospargere la glassa balsamica sopra.

9. Servire immediatamente.

Ricetta 3:

Insalata di ribeye alla griglia con salsa di avocado

Ingredienti:
- Bistecca ribeye da 1 libbra
- 6 tazze di verdure miste
- 1 avocado, snocciolato e tagliato a cubetti
- 1/4 tazza di olio d'oliva
- 2 cucchiai di succo di lime
- 1 cucchiaio di miele
- 1 spicchio d'aglio, tritato
- Sale e pepe a piacere

Nutrizione (per porzione):
- Calorie: 430
- Grassi totali: 34 g
- Grassi saturi: 9 g
- Colesterolo: 80 mg
- Sodio: 250 mg
- Carboidrati totali: 12 g

- Proteine: 27 g

Tempo di cottura: 25 minuti
Porzione: 1 insalata

Istruzioni:
1. Preriscaldare la griglia a fuoco alto.
2. Condisci la bistecca ribeye con sale e pepe.
3. Griglia la bistecca per 4-6 minuti per lato o finché non raggiunge la cottura desiderata. Lasciare riposare per 5 minuti, quindi affettare contropelo.
4. In un frullatore, unisci l'avocado tagliato a dadini, l'olio d'oliva, il succo di lime, il miele e l'aglio. Frullare fino ad ottenere un composto liscio e cremoso. Condire con sale e pepe.
5. In una grande insalatiera, disporre le verdure miste.
6. Completare l'insalata con il ribeye grigliato a fette.
7. Versare sopra la salsa di avocado.
8. Servire immediatamente.

Ricetta 4:

Insalata di ribeye alla griglia con formaggio blu e pancetta

Ingredienti:
- Bistecca ribeye da 1 libbra
- 6 tazze di verdure miste
- 2 once di formaggio blu sbriciolato
- 4 fette di pancetta cotta e sbriciolata
- 1/4 tazza di vinaigrette all'aceto balsamico

Nutrizione (per porzione):
- Calorie: 480
- Grassi totali: 34 g
- Grassi saturi: 12 g
- Colesterolo: 100 mg
- Sodio: 730 mg
- Carboidrati totali: 10 g
- Proteine: 34 g

Tempo di cottura: 25 minuti
Porzione: 1 insalata

Istruzioni:

1. Preriscaldare la griglia a fuoco alto.
2. Condisci la bistecca ribeye con sale e pepe.
3. Griglia la bistecca per 4-6 minuti per lato o finché non raggiunge la cottura desiderata. Lasciare riposare per 5 minuti, quindi affettare contropelo.
4. In una grande insalatiera, unisci le verdure miste, il formaggio blu sbriciolato e la pancetta sbriciolata.
5. Completare l'insalata con il ribeye grigliato a fette.
6. Versare sopra la vinaigrette all'aceto balsamico.
7. Servire immediatamente.

- Insalata di pollo Cobb

Ricetta 1:

Insalata classica di pollo Cobb

Ingredienti:

- 4 tazze di lattuga romana tritata
- 2 petti di pollo grigliati, tagliati a dadini
- 2 uova sode, tritate
- 4 fette di pancetta cotta e sbriciolata
- 1 avocado, tagliato a dadini
- 1 pomodoro, tagliato a dadini
- 2 once di formaggio blu sbriciolato
- 2 cucchiai di salsa ranch

Nutrizione (per porzione):
- Calorie: 450
- Grassi totali: 32 g
- Grassi saturi: 9 g
- Colesterolo: 200 mg
- Sodio: 750 mg
- Carboidrati totali: 12 g
- Proteine: 34 g

Tempo di cottura: 30 minuti
Porzione: 1 insalata

Istruzioni:
1. Griglia o cuoci al forno i petti di pollo fino a cottura ultimata, circa 6-8 minuti

per lato. Lasciare raffreddare e poi tagliare a dadini.

2. Far bollire le uova e tritarle.

3. Cuocere la pancetta fino a renderla croccante, quindi sbriciolarla.

4. In una grande insalatiera, disporre la lattuga romana.

5. Ricopri la lattuga con il pollo a dadini, le uova sode, la pancetta sbriciolata, l'avocado a dadini, il pomodoro a dadini e il formaggio blu sbriciolato.

6. Cospargere la salsa ranch sopra.

7. Servire immediatamente.

Ricetta 2:

Insalata di pollo Cobb del sud-ovest

Ingredienti:
- 4 tazze di lattuga romana tritata
- 2 petti di pollo grigliati, tagliati a dadini
- 1 tazza di fagioli neri, sciacquati e scolati
- 1 tazza di chicchi di mais

- 1 avocado, tagliato a dadini
- 1/4 tazza di cipolla rossa a dadini
- 2 once di formaggio cheddar grattugiato
- 2 cucchiai di salsa ranch del sud-ovest

Nutrizione (per porzione):
- Calorie: 480
- Grassi totali: 27 g
- Grassi saturi: 8 g
- Colesterolo: 95 mg
- Sodio: 680 mg
- Carboidrati totali: 30 g
- Proteine: 39 g

Tempo di cottura: 25 minuti
Porzione: 1 insalata

Istruzioni:
1. Griglia o cuoci al forno i petti di pollo fino a cottura ultimata, circa 6-8 minuti per lato. Lasciare raffreddare e poi tagliare a dadini.
2. In una grande insalatiera, disporre la lattuga romana.

3. Completare la lattuga con il pollo a dadini, i fagioli neri, i chicchi di mais, l'avocado a dadini, la cipolla rossa a dadini e il formaggio cheddar grattugiato.
4. Cospargere la salsa ranch del sud-ovest.
5. Servire immediatamente.

Ricetta 3:

Insalata Cobb Di Pollo Agli Agrumi

Ingredienti:
- 4 tazze di verdure miste
- 2 petti di pollo grigliati, affettati
- 1 arancia, sbucciata e tagliata a spicchi
- 1 pompelmo sbucciato e segmentato
- 2 uova sode, tritate
- 1/4 tazza di formaggio feta sbriciolato
- 2 cucchiai di mandorle a lamelle
- 2 cucchiai di vinaigrette agli agrumi

Nutrizione (per porzione):
- Calorie: 390

- Grassi totali: 20 g
- Grassi saturi: 5 g
- Colesterolo: 215 mg
- Sodio: 460 mg
- Carboidrati totali: 22 g
- Proteine: 37 g

Tempo di cottura: 25 minuti
Porzione: 1 insalata

Istruzioni:

1. Griglia o cuoci al forno i petti di pollo fino a cottura ultimata, circa 6-8 minuti per lato. Lasciare raffreddare, quindi affettare.

2. Far bollire le uova e tritarle.

3. In una grande insalatiera, disporre le verdure miste.

4. Ricopri le verdure con il pollo grigliato a fette, gli spicchi d'arancia, gli spicchi di pompelmo, le uova sode tritate, il formaggio feta sbriciolato e le mandorle a fette.

5. Versare sopra la vinaigrette agli agrumi.

6. Servire immediatamente.

Ricetta 4:

Insalata Cobb Di Pollo E Avocado

Ingredienti:
- 4 tazze di lattuga romana tritata
- 2 petti di pollo grigliati, tagliati a dadini
- 1 avocado, tagliato a dadini
- 4 fette di pancetta cotta e sbriciolata
- 1 uovo sodo, tritato
- 1/4 tazza di formaggio blu sbriciolato
- 2 cucchiai di vinaigrette all'aceto balsamico

Nutrizione (per porzione):
- Calorie: 470
- Grassi totali: 33 g
- Grassi saturi: 9 g
- Colesterolo: 185 mg
- Sodio: 680 mg
- Carboidrati totali: 12 g
- Proteine: 38 g

Tempo di cottura: 30 minuti
Porzione: 1 insalata

Istruzioni:
1. Griglia o cuoci al forno i petti di pollo fino a cottura ultimata, circa 6-8 minuti per lato. Lasciare raffreddare e poi tagliare a dadini.
2. Fai bollire l'uovo e tritalo.
3. Cuocere la pancetta fino a renderla croccante, quindi sbriciolarla.
4. In una grande insalatiera, disporre la lattuga romana.
5. Ricopri la lattuga con il pollo grigliato a dadini, l'avocado a dadini, la pancetta sbriciolata, l'uovo sodo tritato e il formaggio blu sbriciolato.
6. Versare sopra la vinaigrette all'aceto balsamico.
7. Servire immediatamente.

  - Trancio di Tonno con Verdure Arrostite

Ricetta 1:

Trancio di tonno scottato con verdure arrostite

Ingredienti:
- 4 bistecche di tonno (6 once).
- 2 tazze di patate dolci a dadini
- 1 tazza di zucchine a cubetti
- 1 tazza di peperone rosso a dadini
- 1 cucchiaio di olio d'oliva
- 1 cucchiaino di timo secco
- Sale e pepe a piacere

Nutrizione (per porzione):
- Calorie: 350
- Grassi totali: 11 g
- Grassi saturi: 2g
- Colesterolo: 65 mg
- Sodio: 350 mg
- Carboidrati totali: 28 g
- Proteine: 38 g

Tempo di cottura: 30 minuti

Porzione: 1 bistecca di tonno con 1 tazza di verdure arrostite

Istruzioni:
1. Preriscaldare il forno a 400°F. Foderare una teglia con carta da forno.
2. In una ciotola capiente, condisci le patate dolci, le zucchine e i peperoni tagliati a dadini con l'olio d'oliva, il timo, il sale e il pepe. Distribuire le verdure in un unico strato sulla teglia preparata.
3. Arrostire le verdure per 20-25 minuti, mescolando a metà, finché saranno tenere e leggermente dorate.
4. Condisci i tranci di tonno con sale e pepe.
5. Riscalda una padella grande a fuoco alto. Scottare i tranci di tonno per 2-3 minuti per lato, o fino a quando l'esterno sarà leggermente carbonizzato ma il centro sarà ancora rosa.
6. Servire i tranci di tonno scottati con le verdure arrostite.

Ricetta 2:

Trancio di tonno alla griglia con medley
di verdure arrosto

Ingredienti:
- 4 bistecche di tonno (6 once).
- 2 tazze di zucca a dadini
- 1 tazza di melanzane a cubetti
- 1 tazza di cipolla a dadini
- 2 cucchiai di olio d'oliva
- 1 cucchiaino di origano secco
- Sale e pepe a piacere

Nutrizione (per porzione):
- Calorie: 370
- Grassi totali: 12 g
- Grassi saturi: 2g
- Colesterolo: 65 mg
- Sodio: 380 mg
- Carboidrati totali: 26 g
- Proteine: 40 g

Tempo di cottura: 35 minuti
Porzione: 1 bistecca di tonno con 1 tazza
di verdure arrostite

Istruzioni:

1. Preriscaldare la griglia a fuoco medio-alto.

2. In una ciotola capiente, mescolare la zucca a dadini, le melanzane e la cipolla con l'olio d'oliva, l'origano, il sale e il pepe.

3. Distribuire il composto di verdure su una grande teglia da forno.

4. Arrostire le verdure in forno a 400°F per 20-25 minuti, mescolando a metà, finché saranno tenere e leggermente dorate.

5. Grigliare le bistecche di tonno per 2-3 minuti per lato o finché non raggiungono la cottura desiderata.

6. Servire i tranci di tonno grigliati con il miscuglio di verdure arrostite.

Ricetta 3:

Bistecca di tonno al forno con broccoli arrostiti all'aglio e cavolfiore

Ingredienti:
- 4 bistecche di tonno (6 once).
- 2 tazze di cimette di broccoli
- 2 tazze di cimette di cavolfiore
- 2 cucchiai di olio d'oliva
- 3 spicchi d'aglio, tritati
- 1 cucchiaino di prezzemolo secco
- Sale e pepe a piacere

Nutrizione (per porzione):
- Calorie: 330
- Grassi totali: 14 g
- Grassi saturi: 2g
- Colesterolo: 65 mg
- Sodio: 290 mg
- Carboidrati totali: 12 g
- Proteine: 38 g

Tempo di cottura: 30 minuti
Porzione: 1 bistecca di tonno con 1 tazza
di verdure arrostite

Istruzioni:
1. Preriscaldare il forno a 400°F.
Foderare una teglia con carta da forno.

2. In una ciotola capiente, condisci le cimette di broccoli e cavolfiore con l'olio d'oliva, l'aglio, il prezzemolo secco, sale e pepe.

3. Distribuire il composto di verdure in un unico strato sulla teglia preparata.

4. Arrostire le verdure per 20-25 minuti, mescolando a metà, finché saranno tenere e leggermente dorate.

5. Condire i tranci di tonno con sale e pepe.

6. Metti le bistecche di tonno su una seconda teglia e inforna per 10-12 minuti, o fino a quando il tonno avrà raggiunto la cottura desiderata.

7. Servire i tranci di tonno al forno con i broccoli e il cavolfiore arrostiti all'aglio.

Ricetta 4:

Trancio di tonno scottato in padella con asparagi arrostiti e pomodorini

Ingredienti:
- 4 bistecche di tonno (6 once).

- 1 libbra di asparagi, mondati e tagliati
in pezzi da 2 pollici
- 1 litro di pomodorini, tagliati a metà
- 2 cucchiai di olio d'oliva
- 1 cucchiaio di aceto balsamico
- 1 cucchiaino di senape di Digione
- Sale e pepe a piacere

Nutrizione (per porzione):
- Calorie: 320
- Grassi totali: 13 g
- Grassi saturi: 2g
- Colesterolo: 65 mg
- Sodio: 410 mg
- Carboidrati totali: 13 g
- Proteine: 37 g

Tempo di cottura: 25 minuti
Porzione: 1 bistecca di tonno con 1 tazza
di verdure arrostite

Istruzioni:
1. Preriscaldare il forno a 400°F.
Foderare una teglia con carta da forno.

2. In una ciotola capiente, condisci gli asparagi e i pomodorini con 1 cucchiaio di olio d'oliva. Condire con sale e pepe.

3. Distribuire il composto di verdure in un unico strato sulla teglia preparata.

4. Arrostire le verdure per 15-20 minuti, finché saranno tenere e leggermente carbonizzate.

5. In una piccola ciotola, sbatti insieme il restante 1 cucchiaio di olio d'oliva, l'aceto balsamico e la senape di Digione. Condire con sale e pepe.

6. Riscalda una padella grande a fuoco alto. Scottare i tranci di tonno per 2-3 minuti per lato, o fino a quando l'esterno sarà leggermente carbonizzato ma il centro sarà ancora rosa.

7. Servire i tranci di tonno scottati in padella con gli asparagi arrostiti e i pomodorini, conditi con la vinaigrette all'aceto balsamico.

- Braciole di maiale e purea di cavolfiore

Ricetta 1:

Braciole di maiale al forno con purea di cavolfiore

Ingredienti:
- 4 braciole di maiale disossate (6 once).
- 1 cavolfiore tagliato a cimette
- 2 cucchiai di burro non salato
- 1/4 tazza di latte
- 1/4 tazza di parmigiano grattugiato
- Sale e pepe a piacere

Nutrizione (per porzione):
- Calorie: 360
- Grassi totali: 18 g
- Grassi saturi: 9 g
- Colesterolo: 100 mg
- Sodio: 480 mg
- Carboidrati totali: 12 g
- Proteine: 38 g

Tempo di cottura: 35 minuti

Porzione: 1 braciola di maiale con 3/4 tazza di purea di cavolfiore

Istruzioni:
1. Preriscaldare il forno a 400°F. Condire le costolette di maiale con sale e pepe.
2. Metti le costolette di maiale su una teglia e inforna per 18-22 minuti, o fino a quando la temperatura interna raggiunge 145°F.
3. Nel frattempo, in una pentola capiente, portate a bollore l'acqua salata. Aggiungere le cimette di cavolfiore e cuocere fino a quando saranno molto tenere, circa 10-12 minuti.
4. Scolare il cavolfiore e rimetterlo nella pentola. Aggiungete il burro, il latte e il parmigiano. Schiacciare con lo schiacciapatate o frullare con un frullatore ad immersione fino ad ottenere un composto liscio e cremoso. Condire con sale e pepe.
5. Servire le costolette di maiale al forno con la purea di cavolfiore.

Ricetta 2:

Braciole di maiale scottate con purè di cavolfiore e parmigiano all'aglio

Ingredienti:
- 4 braciole di maiale disossate (6 once).
- 1 cavolfiore tagliato a cimette
- 2 cucchiai di burro non salato
- 1/4 tazza di latte
- 1/4 tazza di parmigiano grattugiato
- 2 spicchi d'aglio, tritati
- Sale e pepe a piacere

Nutrizione (per porzione):
- Calorie: 390
- Grassi totali: 20 g
- Grassi saturi: 10 g
- Colesterolo: 100 mg
- Sodio: 510 mg
- Carboidrati totali: 12 g
- Proteine: 40 g

Tempo di cottura: 30 minuti

Porzione: 1 braciola di maiale con 3/4 tazza di purea di cavolfiore

Istruzioni:
1. Condire le costolette di maiale con sale e pepe.
2. Scalda una padella capiente a fuoco medio-alto. Aggiungere le braciole di maiale e rosolarle per 3-4 minuti per lato, finché non saranno dorate e ben cotte.
3. Nel frattempo, in una pentola capiente, portate a bollore l'acqua salata. Aggiungere le cimette di cavolfiore e cuocere fino a quando saranno molto tenere, circa 10-12 minuti.
4. Scolare il cavolfiore e rimetterlo nella pentola. Aggiungere il burro, il latte, il parmigiano e l'aglio tritato. Schiacciare con lo schiacciapatate o frullare con un frullatore ad immersione fino ad ottenere un composto liscio e cremoso. Condire con sale e pepe.

5. Servire le braciole di maiale scottate con la purea di cavolfiore all'aglio e parmigiano.

Ricetta 3:

Costolette di maiale alla griglia con purè cremoso di cavolfiore

Ingredienti:
- 4 braciole di maiale disossate (6 once).
- 1 cavolfiore tagliato a cimette
- 1/4 tazza di yogurt greco bianco
- 2 cucchiai di burro non salato
- 2 cucchiai di parmigiano grattugiato
- 1 cucchiaio di erba cipollina fresca tritata
- Sale e pepe a piacere

Nutrizione (per porzione):
- Calorie: 370
- Grassi totali: 17 g
- Grassi saturi: 9 g
- Colesterolo: 100 mg
- Sodio: 460 mg

- Carboidrati totali: 12 g
- Proteine: 40 g

Tempo di cottura: 30 minuti
Porzione: 1 braciola di maiale con 3/4 tazza di purea di cavolfiore

Istruzioni:
1. Preriscaldare la griglia a fuoco medio-alto.
2. Grigliare le braciole di maiale per 4-5 minuti per lato o fino a cottura ultimata.
3. Nel frattempo, in una pentola capiente, portate a bollore l'acqua salata. Aggiungere le cimette di cavolfiore e cuocere fino a quando saranno molto tenere, circa 10-12 minuti.
4. Scolare il cavolfiore e rimetterlo nella pentola. Aggiungere lo yogurt greco, il burro, il parmigiano e l'erba cipollina tritata. Schiacciare con lo schiacciapatate o frullare con un frullatore ad immersione fino ad ottenere un composto liscio e cremoso. Condire con sale e pepe.

5. Servire le costolette di maiale grigliate con la purea cremosa di cavolfiore.

Ricetta 4:

 Braciole di maiale scottate in padella con purea di cavolfiore all'aglio arrosto

Ingredienti:
- 4 braciole di maiale disossate (6 once).
- 1 cavolfiore tagliato a cimette
- 4 spicchi d'aglio, non sbucciati
- 2 cucchiai di olio d'oliva
- 2 cucchiai di burro non salato
- 1/4 tazza di latte
- 2 cucchiai di parmigiano grattugiato
- Sale e pepe a piacere

Nutrizione (per porzione):
- Calorie: 400
- Grassi totali: 23 g
- Grassi saturi: 10 g
- Colesterolo: 100 mg
- Sodio: 480 mg
- Carboidrati totali: 13 g

- Proteine: 38 g

Tempo di cottura: 35 minuti
Porzione: 1 braciola di maiale con 3/4 tazza di purea di cavolfiore

Istruzioni:
1. Preriscaldare il forno a 400°F.
2. Disporre le cimette di cavolfiore e gli spicchi d'aglio non sbucciati su una teglia. Condire con 1 cucchiaio di olio d'oliva e condire con sale e pepe.
3. Arrostire il cavolfiore e l'aglio per 20-25 minuti, finché il cavolfiore sarà tenero e l'aglio morbido.
4. In una padella capiente, scalda il restante 1 cucchiaio di olio d'oliva a fuoco medio-alto. Condire le costolette di maiale con sale e pepe e scottarle per 3-4 minuti per lato, fino a doratura.
5. Trasferisci la padella nel forno e cuoci le costolette di maiale per altri 8-10 minuti o fino a cottura ultimata.
6. Spremi gli spicchi d'aglio arrostiti nel cavolfiore. Aggiungete il burro e il latte e

schiacciate con lo schiacciapatate oppure frullate con un frullatore ad immersione fino ad ottenere un composto liscio e cremoso. Unire il parmigiano.

7. Servire le costolette di maiale scottate in padella con la purea di cavolfiore all'aglio arrostito.

CAPITOLO TRE

Ricette per la cena

  - Petto di manzo con patate arrosto

Ricetta 1:

Petto di manzo a cottura lenta con patate arrosto

Ingredienti:
- Petto di manzo da 3 libbre
- 1 cucchiaio di paprika affumicata
- 1 cucchiaino di aglio in polvere
- 1 cucchiaino di cipolla in polvere
- Sale e pepe a piacere
- 3 libbre di patate novelle, tagliate a metà
- 2 cucchiai di olio d'oliva
- 1 cucchiaino di rosmarino essiccato

- 1 cucchiaino di timo secco

Nutrizione (per porzione):
- Calorie: 550
- Grassi totali: 26 g
- Grassi saturi: 9 g
- Colesterolo: 120 mg
- Sodio: 650 mg
- Carboidrati totali: 34 g
- Proteine: 46 g

Tempo di cottura: 8-10 ore
Porzione: petto da 6 once con 1 tazza di patate arrosto

Istruzioni:

1. In una piccola ciotola, mescolare la paprika affumicata, l'aglio in polvere, la cipolla in polvere, il sale e il pepe. Strofina il condimento su tutto il petto di manzo.

2. Metti il petto condito in una pentola a cottura lenta e cuoci a fuoco basso per 8-10 ore, finché la carne non sarà molto tenera.

3. Preriscaldare il forno a 400°F. Foderare una teglia con carta da forno.

4. In una ciotola capiente, condisci le patate novelle tagliate a metà con l'olio d'oliva, il rosmarino e il timo. Condire con sale e pepe.

5. Distribuire le patate in un unico strato sulla teglia preparata.

6. Arrostire le patate per 25-30 minuti, mescolando a metà, fino a quando saranno dorate e croccanti.

7. Tagliare il petto cotto contro vena e servirlo con le patate arrosto.

Ricetta 2:

Petto di manzo al forno con patate arrosto al parmigiano

Ingredienti:
- Petto di manzo da 3 libbre
- 2 cucchiai di senape di Digione
- 2 cucchiai di zucchero di canna
- 1 cucchiaino di timo secco
- Sale e pepe a piacere

- 3 libbre di patate Yukon Gold, a cubetti
- 1/4 tazza di olio d'oliva
- 1/2 tazza di parmigiano grattugiato
- 1 cucchiaino di aglio in polvere
- 1 cucchiaino di prezzemolo secco

Nutrizione (per porzione):
- Calorie: 580
- Grassi totali: 30 g
- Grassi saturi: 10 g
- Colesterolo: 130 mg
- Sodio: 710 mg
- Carboidrati totali: 36 g
- Proteine: 48 g

Tempo di cottura: 3-4 ore
Porzione: petto da 6 once con 1 tazza di patate arrosto

Istruzioni:
1. Preriscaldare il forno a 180°C.
2. In una piccola ciotola, mescolare la senape di Digione, lo zucchero di canna e il timo essiccato. Strofinare il

composto su tutto il petto di manzo e condire con sale e pepe.

3. Metti il petto in una grande teglia e copri con un foglio di alluminio. Arrostire per 3-4 ore o fino a quando la carne sarà molto tenera.

4. Aumentare la temperatura del forno a 400°F.

5. In una ciotola capiente, condisci le patate Yukon Gold tagliate a cubetti con l'olio d'oliva, il parmigiano, l'aglio in polvere e il prezzemolo secco. Condire con sale e pepe.

6. Distribuire le patate in un unico strato su una teglia.

7. Arrostire le patate per 25-30 minuti, mescolando a metà, fino a quando saranno dorate e croccanti.

8. Tagliare il petto cotto contropelo e servire con le patate arrosto al parmigiano.

Ricetta 3:

Petto di manzo alla griglia con patate al rosmarino arrostite

Ingredienti:
- Petto di manzo da 3 libbre
- 2 cucchiai di olio d'oliva
- 1 cucchiaio di zucchero di canna
- 1 cucchiaio di salsa Worcestershire
- 2 cucchiaini di aglio in polvere
- 1 cucchiaino di paprika affumicata
- Sale e pepe a piacere
- 3 libbre di patate color ruggine, a cubetti
- 2 cucchiai di olio d'oliva
- 2 cucchiai di rosmarino fresco tritato
- 1 cucchiaino di sale
- 1/2 cucchiaino di pepe nero

Nutrizione (per porzione):
- Calorie: 560
- Grassi totali: 28 g
- Grassi saturi: 8 g
- Colesterolo: 130 mg
- Sodio: 720 mg
- Carboidrati totali: 39 g

- Proteine: 44 g

Tempo di cottura: 1-1,5 ore
Porzione: petto da 6 once con 1 tazza di patate arrosto

Istruzioni:
1. In una piccola ciotola, mescola insieme 2 cucchiai di olio d'oliva, zucchero di canna, salsa Worcestershire, aglio in polvere e paprika affumicata. Strofinare il composto su tutto il petto di manzo e condire con sale e pepe.
2. Preriscaldare la griglia a fuoco medio-alto.
3. Grigliare la punta di petto per 1-1,5 ore o fino a quando un termometro per carne inserito nella parte più spessa non indica 145°F per una cottura medio-al sangue.
4. Nel frattempo, preriscaldare il forno a 400 ° F. Foderare una teglia con carta da forno.
5. In una ciotola capiente, condisci le patate color ruggine tagliate a cubetti

con 2 cucchiai di olio d'oliva, il rosmarino tritato, sale e pepe.

6. Distribuire le patate in un unico strato sulla teglia preparata.

7. Arrostire le patate per 25-30 minuti, mescolando a metà, fino a quando saranno dorate e croccanti.

8. Tagliare il petto grigliato contro vena e servirlo con le patate arrostite al rosmarino.

Ricetta 4:

Petto di manzo brasato con patate arrosto all'aglio

Ingredienti:
- Petto di manzo da 3 libbre
- 1 cipolla tritata
- 3 spicchi d'aglio, tritati
- 2 tazze di brodo di manzo
- 1 bicchiere di vino rosso
- 2 foglie di alloro
- 1 cucchiaino di timo secco
- Sale e pepe a piacere

- 3 libbre di patate Yukon Gold, a cubetti
- 1/4 tazza di olio d'oliva
- 3 spicchi d'aglio, tritati
- 1 cucchiaino di prezzemolo secco
- 1/2 cucchiaino di sale
- 1/4 cucchiaino di pepe nero

Nutrizione (per porzione):
- Calorie: 600
- Grassi totali: 30 g
- Grassi saturi: 10 g
- Colesterolo: 140 mg
- Sodio: 770 mg
- Carboidrati totali: 37 g
- Proteine: 48 g

Tempo di cottura: 3-4 ore
Porzione: petto da 6 once con 1 tazza di patate arrosto

Istruzioni:
1. Preriscaldare il forno a 180°C.
2. Condisci il petto di manzo con sale e pepe.

3. In un grande forno olandese o in una pentola adatta al forno, rosolare il petto a fuoco medio-alto finché non sarà dorato su tutti i lati, circa 3-4 minuti per lato.

4. Aggiungi la cipolla tritata e l'aglio tritato nella pentola e cuoci per 2-3 minuti, finché non diventano fragranti.

5. Versare il brodo di manzo e il vino rosso. Aggiungere le foglie di alloro e il timo secco.

6. Copri la pentola e trasferiscila nel forno. Brasare il petto per 3-4 ore o fino a quando sarà molto tenero.

7. Nel frattempo, in una ciotola capiente, condisci le patate Yukon Gold tagliate a cubetti con l'olio d'oliva, l'aglio tritato, il prezzemolo secco, sale e pepe.

8. Distribuire le patate su una teglia e arrostirle in forno per 25-30 minuti, mescolando a metà, finché non saranno dorate e croccanti.

9. Tagliare il petto brasato contropelo e servire con le patate arrosto all'aglio.

- Costolette di agnello scottate in padella

Ricetta 1:

Classiche costolette di agnello scottate in padella

Ingredienti:
- 4 (8 once) costolette di agnello
- 2 cucchiai di olio d'oliva
- 1 cucchiaino di rosmarino essiccato
- 1 cucchiaino di timo secco
- Sale e pepe a piacere

Nutrizione (per porzione):
- Calorie: 380
- Grassi totali: 26 g
- Grassi saturi: 8 g
- Colesterolo: 125 mg
- Sodio: 350 mg
- Carboidrati totali: 1g
- Proteine: 37 g

Tempo di cottura: 15 minuti
Porzione: 1 costoletta di agnello

Istruzioni:
1. Asciugare le costolette di agnello con carta assorbente e condirle generosamente con sale e pepe.
2. Scaldare l'olio d'oliva in una padella capiente a fuoco medio-alto.
3. Aggiungi le costolette d'agnello nella padella calda e rosola per 3-4 minuti per lato, o finché non si forma una bella crosta marrone.
4. Cospargi il rosmarino essiccato e il timo sulle costolette e continua la cottura per altri 2-3 minuti, o fino a quando le costolette raggiungono il livello di cottura desiderato.
5. Trasferisci le costolette su un piatto e lasciale riposare per 5 minuti prima di servire.

Ricetta 2:

Costolette di agnello scottate in padella in crosta di aglio ed erbe aromatiche

Ingredienti:
- 4 (8 once) costolette di agnello
- 2 cucchiai di olio d'oliva
- 3 spicchi d'aglio, tritati
- 2 cucchiai di prezzemolo fresco tritato
- 1 cucchiaio di rosmarino fresco tritato
- 1 cucchiaio di timo fresco tritato
- Sale e pepe a piacere

Nutrizione (per porzione):
- Calorie: 390
- Grassi totali: 27 g
- Grassi saturi: 8 g
- Colesterolo: 130 mg
- Sodio: 390 mg
- Carboidrati totali: 2g
- Proteine: 35 g

Tempo di cottura: 20 minuti
Porzione: 1 costoletta di agnello

Istruzioni:

1. In una piccola ciotola, unire l'aglio tritato, il prezzemolo tritato, il rosmarino e il timo. Condire il composto con sale e pepe.

2. Asciugare le costolette di agnello con carta assorbente e strofinare uniformemente la miscela di aglio ed erbe su entrambi i lati delle costolette.

3. Scaldare l'olio d'oliva in una padella capiente a fuoco medio-alto.

4. Aggiungi le costolette d'agnello nella padella calda e rosola per 4-5 minuti per lato, o finché non si forma una bella crosta marrone.

5. Riduci la fiamma a medio-bassa e continua a cuocere le costolette per altri 2-3 minuti per lato o finché non raggiungono il livello di cottura desiderato.

6. Trasferisci le costolette su un piatto e lasciale riposare per 5 minuti prima di servire.

Ricetta 3:

Costolette d'agnello scottate in padella con riduzione di balsamico

Ingredienti:
- 4 (8 once) costolette di agnello
- 2 cucchiai di olio d'oliva
- 1/2 tazza di aceto balsamico
- 2 cucchiai di miele
- Sale e pepe a piacere

Nutrizione (per porzione):
- Calorie: 400
- Grassi totali: 24 g
- Grassi saturi: 8 g
- Colesterolo: 125 mg
- Sodio: 350 mg
- Carboidrati totali: 15 g
- Proteine: 35 g

Tempo di cottura: 20 minuti
Porzione: 1 costoletta di agnello

Istruzioni:
1. Scaldare l'olio d'oliva in una padella capiente a fuoco medio-alto.

2. Asciugare le costolette di agnello con carta assorbente e condirle generosamente con sale e pepe.

3. Aggiungi le costolette d'agnello nella padella calda e rosola per 3-4 minuti per lato, o finché non si forma una bella crosta marrone.

4. Nel frattempo, in un pentolino, unire l'aceto balsamico e il miele. Portare a ebollizione il composto e cuocere, mescolando di tanto in tanto, finché non si addensa formando una glassa, circa 5-7 minuti.

5. Ridurre il fuoco sotto le costolette d'agnello a un livello medio-basso e continuare la cottura per altri 2-3 minuti per lato o finché non raggiungono il livello di cottura desiderato.

6. Trasferire le costolette d'agnello su un piatto e irrorare sopra la riduzione di balsamico.

7. Lascia riposare le costolette per 5 minuti prima di servire.

Ricetta 4:

Costolette di agnello scottate in padella in crosta di erbe

Ingredienti:
- 4 (8 once) costolette di agnello
- 2 cucchiai di olio d'oliva
- 1/4 tazza di pangrattato panko
- 2 cucchiai di parmigiano grattugiato
- 1 cucchiaio di prezzemolo fresco tritato
- 1 cucchiaino di origano secco
- 1 cucchiaino di basilico secco
- Sale e pepe a piacere

Nutrizione (per porzione):
- Calorie: 420
- Grassi totali: 27 g
- Grassi saturi: 9 g
- Colesterolo: 135 mg
- Sodio: 420 mg
- Carboidrati totali: 8 g
- Proteine: 38 g

Tempo di cottura: 20 minuti
Porzione: 1 costoletta di agnello

Istruzioni:

1. In una ciotola poco profonda, unisci il pangrattato panko, il parmigiano, il prezzemolo tritato, l'origano secco e il basilico secco. Condire il composto con sale e pepe.

2. Asciugare le costolette d'agnello con carta assorbente e premere entrambi i lati di ciascuna costoletta nel composto di pangrattato, premendo delicatamente per farla aderire.

3. Scaldare l'olio d'oliva in una padella capiente a fuoco medio-alto.

4. Aggiungi le costolette di agnello impanate nella padella calda e rosola per 3-4 minuti per lato, o fino a quando il pangrattato sarà dorato.

5. Riduci la fiamma a medio-bassa e continua a cuocere le costolette per altri 2-3 minuti per lato o finché non raggiungono il livello di cottura desiderato.

6. Trasferisci le costolette su un piatto e lasciale riposare per 5 minuti prima di servire.

- Pollo arrosto con burro all'aglio

Ricetta 1:

Pollo arrosto classico con burro all'aglio

Ingredienti:
- 1 pollo intero (4-5 libbre).
- 6 cucchiai di burro non salato, ammorbidito
- 4 spicchi d'aglio, tritati
- 1 cucchiaino di timo secco
- 1 cucchiaino di rosmarino essiccato
- Sale e pepe a piacere

Nutrizione (per porzione):
- Calorie: 480
- Grassi totali: 34 g
- Grassi saturi: 15 g
- Colesterolo: 180 mg

- Sodio: 580 mg
- Carboidrati totali: 2g
- Proteine: 44 g

Tempo di cottura: 1-1,5 ore
Porzione: 4-5 once di pollo cotto

Istruzioni:
1. Preriscaldare il forno a 425°F.
2. In una piccola ciotola, mescolare insieme il burro ammorbidito, l'aglio tritato, il timo essiccato e il rosmarino essiccato. Condire con sale e pepe.
3. Sciacquare il pollo intero e asciugarlo con carta assorbente. Allentare la pelle del pollo e distribuire la miscela di burro all'aglio sotto la pelle, coprendo il petto e le gambe.
4. Lega il pollo e mettilo su una griglia posizionata in una teglia bassa.
5. Arrostire il pollo per 1-1,5 ore o fino a quando la temperatura interna raggiunge 165°F. Ungere il pollo con il sugo della padella ogni 15 minuti.

6. Lascia riposare il pollo per 10 minuti prima di affettarlo e servirlo.

Ricetta 2:

Pollo arrosto al limone e aglio

Ingredienti:
- 1 pollo intero (4-5 libbre).
- 4 cucchiai di burro non salato, ammorbidito
- 3 spicchi d'aglio, tritati
- Scorza di 1 limone
- 1 cucchiaino di timo secco
- Sale e pepe a piacere
- 1 limone, tagliato a spicchi

Nutrizione (per porzione):
- Calorie: 470
- Grassi totali: 32 g
- Grassi saturi: 14 g
- Colesterolo: 180 mg
- Sodio: 560 mg
- Carboidrati totali: 3g
- Proteine: 44 g

Tempo di cottura: 1-1,5 ore

Porzione: 4-5 once di pollo cotto

Istruzioni:

1. Preriscaldare il forno a 425°F.

2. In una piccola ciotola, mescolare il burro ammorbidito, l'aglio tritato, la scorza di limone e il timo essiccato. Condire con sale e pepe.

3. Sciacquare il pollo intero e asciugarlo con carta assorbente. Allentare la pelle del pollo e spalmare la miscela di burro all'aglio e limone sotto la pelle, coprendo il petto e le gambe.

4. Lega il pollo e mettilo su una griglia posizionata in una teglia bassa.

5. Arrostire il pollo per 1-1,5 ore o fino a quando la temperatura interna raggiunge 165°F. Ungere il pollo con il sugo della padella ogni 15 minuti.

6. Lascia riposare il pollo per 10 minuti, quindi servilo con gli spicchi di limone.

Ricetta 3:

Pollo arrosto alle erbe e aglio

Ingredienti:
- 1 pollo intero (4-5 libbre).
- 5 cucchiai di burro non salato, ammorbidito
- 4 spicchi d'aglio, tritati
- 2 cucchiai di prezzemolo fresco tritato
- 1 cucchiaio di timo fresco tritato
- 1 cucchiaio di rosmarino fresco tritato
- Sale e pepe a piacere

Nutrizione (per porzione):
- Calorie: 490
- Grassi totali: 35 g
- Grassi saturi: 16 g
- Colesterolo: 180 mg
- Sodio: 590 mg
- Carboidrati totali: 2g
- Proteine: 44 g

Tempo di cottura: 1-1,5 ore
Porzione: 4-5 once di pollo cotto

Istruzioni:

1. Preriscaldare il forno a 425°F.

2. In una piccola ciotola, mescolare insieme il burro ammorbidito, l'aglio tritato, il prezzemolo tritato, il timo e il rosmarino. Condire con sale e pepe.

3. Sciacquare il pollo intero e asciugarlo con carta assorbente. Allentare la pelle del pollo e distribuire sotto la pelle la miscela di burro alle erbe e aglio, coprendo il petto e le gambe.

4. Lega il pollo e mettilo su una griglia posizionata in una teglia bassa.

5. Arrostire il pollo per 1-1,5 ore o fino a quando la temperatura interna raggiunge 165°F. Ungere il pollo con il sugo della padella ogni 15 minuti.

6. Lascia riposare il pollo per 10 minuti prima di affettarlo e servirlo.

Ricetta 4:

Pollo arrosto al burro e aglio con verdure

Ingredienti:
- 1 pollo intero (4-5 libbre).
- 5 cucchiai di burro non salato, ammorbidito
- 4 spicchi d'aglio, tritati
- 2 cucchiaini di timo secco
- 1 cucchiaino di rosmarino essiccato
- Sale e pepe a piacere
- 2 libbre di patate piccole, tagliate a metà
- 2 tazze di carotine
- 1 cipolla tagliata a spicchi

Nutrizione (per porzione):
- Calorie: 560
- Grassi totali: 37 g
- Grassi saturi: 16 g
- Colesterolo: 180 mg
- Sodio: 680 mg
- Carboidrati totali: 26 g
- Proteine: 44 g

Tempo di cottura: 1,5-2 ore
Porzione: 4-5 once di pollo cotto con verdure

Istruzioni:

1. Preriscaldare il forno a 425°F.

2. In una piccola ciotola, mescolare insieme il burro ammorbidito, l'aglio tritato, il timo essiccato e il rosmarino essiccato. Condire con sale e pepe.

3. Sciacquare il pollo intero e asciugarlo con carta assorbente. Allentare la pelle del pollo e distribuire la miscela di burro all'aglio sotto la pelle, coprendo il petto e le gambe.

4. Metti le patate tagliate a metà, le carotine e gli spicchi di cipolla in una grande teglia. Condire le verdure con un filo d'olio d'oliva e condire con sale e pepe.

5. Metti il pollo sopra le verdure e arrostisci per 1,5-2 ore, o fino a quando la temperatura interna del pollo raggiunge 165°F e le verdure sono tenere. Ungere il pollo con il sugo della padella ogni 15 minuti.

6. Lascia riposare il pollo per 10 minuti prima di tagliarlo. Servire il pollo con le verdure arrostite.

- Polpette di salmone con salsa cremosa all'aneto

Ricetta 1:

Classiche polpette di salmone con salsa cremosa all'aneto

Ingredienti:
Polpette Di Salmone:
- 15 once di salmone in scatola, scolato e in scaglie
- 1 uovo sbattuto
- 1/2 tazza di pangrattato panko
- 2 cucchiai di prezzemolo fresco tritato
- 1 cucchiaio di senape di Digione
- 1 cucchiaino di scorza di limone
- Sale e pepe a piacere
- 2 cucchiai di olio d'oliva per cucinare

Salsa cremosa all'aneto:
- 1/2 tazza di panna acida
- 2 cucchiai di maionese
- 1 cucchiaio di aneto fresco tritato
- 1 cucchiaino di succo di limone
- Sale e pepe a piacere

Nutrizione (per porzione):
- Calorie: 330
- Grassi totali: 21 g
- Grassi saturi: 6 g
- Colesterolo: 110 mg
- Sodio: 650 mg
- Carboidrati totali: 12 g
- Proteine: 22 g

Tempo di cottura: 20 minuti
Porzione: 2 polpette di salmone con 2 cucchiai di salsa

Istruzioni:
1. In una ciotola media, mescolare insieme il salmone in scaglie, l'uovo sbattuto, il pangrattato panko, il prezzemolo, la senape di Digione e la

scorza di limone. Condire con sale e pepe.

2. Formare con il composto 8 polpette, spesse circa 1/2 pollice.

3. Scaldare l'olio d'oliva in una padella capiente a fuoco medio. Cuocere le polpette di salmone per 3-4 minuti per lato, o fino a quando saranno dorate e croccanti.

4. In una piccola ciotola, sbatti insieme la panna acida, la maionese, l'aneto tritato e il succo di limone. Condire con sale e pepe.

5. Servire le polpette di salmone calde, condite con la salsa cremosa all'aneto.

Ricetta 2:

 Polpette di salmone al forno con salsa cremosa all'aneto

Ingredienti:
Polpette Di Salmone:
- 15 once di salmone in scatola, scolato e in scaglie

- 1 uovo sbattuto
- 1/2 tazza di pangrattato panko
- 2 cucchiai di prezzemolo fresco tritato
- 1 cucchiaio di senape di Digione
- 1 cucchiaino di scorza di limone

Salsa cremosa all'aneto:
- 1/2 tazza di yogurt greco bianco
- 2 cucchiai di maionese
- 2 cucchiai di aneto fresco tritato
- 1 cucchiaino di succo di limone
- Sale e pepe a piacere

Nutrizione (per porzione):
- Calorie: 300
- Grassi totali: 16 g
- Grassi saturi: 4g
- Colesterolo: 105 mg
- Sodio: 600 mg
- Carboidrati totali: 12 g
- Proteine: 24 g

Tempo di cottura: 25 minuti
Porzione: 2 polpette di salmone con 2 cucchiai di salsa

Istruzioni:

1. Preriscaldare il forno a 400°F. Foderare una teglia con carta da forno.

2. In una ciotola media, mescolare insieme il salmone in scaglie, l'uovo sbattuto, il pangrattato panko, il prezzemolo, la senape di Digione e la scorza di limone. Condire con sale e pepe.

3. Formare con il composto 8 polpette e posizionarle sulla teglia preparata.

4. Cuocere le polpette di salmone per 15-20 minuti, girandole a metà, fino a quando saranno dorate e croccanti.

5. In una piccola ciotola, sbatti insieme lo yogurt greco, la maionese, l'aneto tritato e il succo di limone. Condire con sale e pepe.

6. Servire le polpette di salmone al forno calde, condite con la salsa cremosa all'aneto.

Ricetta 3:

Polpette di salmone saltate in padella con salsa cremosa all'aneto

Ingredienti:
Polpette Di Salmone:
- 15 once di salmone in scatola, scolato e in scaglie
- 1 uovo sbattuto
- 1/2 tazza di pangrattato
- 2 cucchiai di aneto fresco tritato
- 1 cucchiaio di senape di Digione
- 1 cucchiaino di scorza di limone
- Sale e pepe a piacere
- 2 cucchiai di olio d'oliva per cucinare

Salsa cremosa all'aneto:
- 1/2 tazza di panna acida
- 2 cucchiai di maionese
- 1 cucchiaio di aneto fresco tritato
- 1 cucchiaino di succo di limone
- Sale e pepe a piacere

Nutrizione (per porzione):
- Calorie: 340
- Grassi totali: 22 g

- Grassi saturi: 6 g
- Colesterolo: 110 mg
- Sodio: 680 mg
- Carboidrati totali: 12 g
- Proteine: 23 g

Tempo di cottura: 20 minuti
Porzione: 2 polpette di salmone con 2 cucchiai di salsa

Istruzioni:

1. In una ciotola media, mescolare insieme il salmone in scaglie, l'uovo sbattuto, il pangrattato, l'aneto tritato, la senape di Digione e la scorza di limone. Condire con sale e pepe.

2. Formare con il composto 8 polpette.

3. Scaldare l'olio d'oliva in una padella capiente a fuoco medio. Cuocere le polpette di salmone per 3-4 minuti per lato, o fino a quando saranno dorate e croccanti.

4. In una piccola ciotola, sbatti insieme la panna acida, la maionese, l'aneto

tritato e il succo di limone. Condire con sale e pepe.

5. Servire le polpette di salmone saltate in padella calde, condite con la salsa cremosa all'aneto.

Ricetta 4:

Polpette di salmone con friggitrice ad aria con salsa cremosa all'aneto

Ingredienti:
Polpette Di Salmone:
- 15 once di salmone in scatola, scolato e in scaglie
- 1 uovo sbattuto
- 1/2 tazza di pangrattato
- 2 cucchiai di prezzemolo fresco tritato
- 1 cucchiaio di senape di Digione
- 1 cucchiaino di scorza di limone

Salsa cremosa all'aneto:
- 1/2 tazza di yogurt greco bianco
- 2 cucchiai di maionese
- 2 cucchiai di aneto fresco tritato

- 1 cucchiaino di succo di limone
- Sale e pepe a piacere

Nutrizione (per porzione):
- Calorie: 290
- Grassi totali: 15 g
- Grassi saturi: 3 g
- Colesterolo: 105 mg
- Sodio: 590 mg
- Carboidrati totali: 12 g
- Proteine: 24 g

Tempo di cottura: 15 minuti
Porzione: 2 polpette di salmone con 2 cucchiai di salsa

Istruzioni:
1. In una ciotola media, mescolare insieme il salmone in scaglie, l'uovo sbattuto, il pangrattato, il prezzemolo tritato, la senape di Digione e la scorza di limone. Condire con sale e pepe.
2. Formare con il composto 8 polpette.
3. Preriscalda la friggitrice ad aria a 400 ° F.

4. Metti le polpette di salmone nel cestello della friggitrice in un unico strato e cuoci per 8-10 minuti, girandole a metà, fino a quando saranno dorate e croccanti.

5. In una piccola ciotola, sbatti insieme lo yogurt greco, la maionese, l'aneto tritato e il succo di limone. Condire con sale e pepe.

6. Servire le polpette di salmone fritte calde, condite con la salsa cremosa all'aneto.

CONCLUSIONE

La dieta carnivora può sembrare un drastico allontanamento dai consigli dietetici convenzionali con cui siamo stati bombardati per decenni, ma per molte persone ha dimostrato di essere un modo di mangiare trasformativo e che cambia la vita. Eliminando gli alimenti a base vegetale e concentrandosi esclusivamente su prodotti animali di alta qualità, la dieta dei carnivori promette una serie di potenziali benefici, dal miglioramento della salute metabolica alla riduzione dell'infiammazione, al miglioramento della funzione cognitiva e ad una migliore salute dell'intestino.

Come principiante che intraprende questo viaggio dietetico, è importante affrontarlo con una mente aperta e la volontà di sperimentare. La semplicissima dieta carnivora delineata in questa guida fornisce una solida base su cui costruire, offrendo un quadro semplice e diretto che semplifica la transizione verso uno stile di vita basato sulla carne. Attenendoti ai principi fondamentali della dieta – consumando solo cibi animali ricchi di nutrienti, bevendo molta acqua e ascoltando i segnali del tuo corpo – sarai sulla buona strada per sbloccare un nuovo livello di vitalità e benessere.

Ricorda, la dieta dei carnivori non è un approccio valido per tutti e ciò che funziona per una persona potrebbe non funzionare per un'altra. Sii paziente, sii flessibile e preparati ad apportare modifiche man mano che procedi. Con il tempo e l'impegno scoprirai il modo ottimale di mangiare che ti permetterà di prosperare, sia fisicamente che mentalmente.

Abbracciare la dieta carnivora è una decisione coraggiosa e stimolante, che sfida la saggezza convenzionale e ti mette al posto di guida della tua salute. Seguendo la guida fornita in questa risorsa completa, sarai dotato delle conoscenze e degli strumenti necessari per intraprendere un viaggio di trasformazione verso un benessere ottimale. Allora, cosa stai aspettando? Inizia oggi la tua avventura carnivora e sblocca tutto il potenziale del tuo corpo e della tua mente!

www.ingramcontent.com/pod-product-compliance
Lightning Source LLC
Chambersburg PA
CBHW070739250726
48662CB00004B/1589